ABC of Medical Terminology
Basic medical terms translation from
English to Malay and vice versa

Robert Chen, MD.

Copyright © 2017 Robert Chen

All rights reserved

ISBN: 1539562255
ISBN-13: 978-1539562252

DEDICATION

This book is dedicated to my wife Evelyn who unknowingly supported my work in producing this book.

ACKNOWLEDGMENTS

This book is acknowledge Dr. Sivalal Sadasivan and Mrs. Carole Chung Mei Choo of Jeffrey Cheah School of Medicine and Health Sciences, a Monash University medical school in Sunway, Kuala Lumpur, Malaysia.
It is due to their initial publication of the book "MedTalk – A Basic Bi-lingual Medical Communication Handbook" that inspired this writing.

PROLOGUE

There are about 30 plus medical schools in Malaysia. All of the medical schools are taught in English.
The population of Malaysia is composed of about 65% Malays, 25% Chinese, 7% Indians and the remaining, of others.
Medical students are taught in English but the majority of the population speaks Malay. As such, there is a great need to have an 'English to Malay' medical dictionary where students can quickly translate their patients' language. When their patients speak only Malay, they will also need to translate the Malay language to English. Thus the formation of this little book is to help in their quick translation.

Table of Contents

Dedication	3
Acknowledgments	4
Prologue	4
Table of Contents	5
Chapter 1:	**Page**
English to Malay dictionary	7-18
History taking	19
Location and Timing	20
Actions	21
Chapter 2:	**Page**
Body parts – Front	24
Body parts – Back	25
Male internal body parts	26
Female internal body parts	27
Chapter 3:	**Page**
Malay to English dictionary	29-41
Mengambil Sejarah (History taking)	42
Lokasi dan Masa (Location and Timing)	43
Tindakan (Actions)	44
About the author	45

CHAPTER 1

English to Malay medical translation

accident	→	kemalangan
acute	→	akut
afraid	→	takut
afternoon	→	waktu petang
agency	→	agensi
alcohol	→	alcohol, arak
allergy	→	alahan
angry	→	marah
ankle	→	buku lali
anus	→	dubur
apoplexy	→	pitam
appetite	→	selera makan
autism	→	autism
average	→	purata
axilla	→	ketiak
back bone	→	tulang belakang
back	→	belakang
bacteria	→	kuman
bald	→	botak
beginning	→	permulaan
belief	→	percaya
beside	→	sebelah
bile	→	hempedu
birth control pill	→	pencegah kehamilan
bleeding	→	berdarah
blood test	→	test darah
blood	→	darah
body weight	→	berat badan
body	→	badan
bone	→	tulang

brain	→	otak
breast	→	buah dada, payudara
breath	→	dada
bruise	→	lebam
building	→	bangunan
burn	→	bakar
calf	→	betis
call	→	panggil
calm	→	tenang
cancer, malignancy	→	barah
car	→	auto
challenges	→	cabaran
change	→	berubah
cheek	→	pipi
chicken pox	→	cacar air
children	→	kanak-kanak
choke	→	cekik
chronic	→	kronik
cigarettes	→	rokok
city	→	kota
clamp	→	klamp
clean	→	bersih
clinic	→	klinik
close by	→	jarak pendek
clothing	→	pakaian
cold	→	dingin, sejuk
college	→	kolege
colour	→	warna
comments	→	komen
concentration	→	tumpuan

confidential	→	sulit
confused	→	rasa keliru
constipation	→	sembelit
continuation	→	seterusnya
cool	→	sejuk
cough syrup	→	obat batuk
cough	→	batuk
counselling	→	kaunseling
crying	→	menangis
daily food	→	makanan seharian
daily	→	hari-harian
daytime	→	waktu siang
depression	→	kemurungan
diabetes mellitus	→	sakit kencing manis
diarrhoea	→	cirit-birit
difficult	→	susah, sukar
digestion	→	penghadaman
disability	→	kecacatan
discussion	→	diskusi
disruption	→	gangguan
do not attempt	→	tidak upaya
doctor	→	doktor
drink	→	minum
drooling	→	meleleh air liur
dull, boring	→	membosankan
dusk	→	waktu senja
ear drops	→	ubat telinga
ear	→	telinga
earnings	→	pendapatan
eat	→	makan

education	→	pendidikan
efficiently	→	cekap
effusion	→	lelehan
elbow	→	siku
elderly	→	orang tua
emotion	→	emosi
empty	→	kosong
environment	→	alam sekitar
exercises	→	senaman
eye ball	→	bola mata
eye drops	→	titis mata
eye lids	→	kelopak mata
eye	→	mata
eyebrow	→	kening
face	→	muka
faint	→	pengsan
fall	→	jatuh
false eye ball	→	mata palsu
false teeth	→	gigi palsu
family	→	keluarga
far away	→	jarak jauh
fart, pass gas	→	kentut
fasting	→	puasa
fat	→	gemuk
female	→	puan, Wanita
fever	→	demam
finger	→	jari
first time	→	pertama kali
fits, seizures	→	sawan
flexible	→	fleksibel

food substances	→	zat makan
foot	→	kaki
foreigner	→	orang asing
fracture	→	patah
frequency	→	kekerapan
full	→	penuh
garbage can	→	sisa bakul kertas
garbage	→	sampah
gathering	→	kumpulan
government	→	permerintah
growth	→	ketumbuhan, benjol
gum	→	gusi
hacking	→	penggodaman
haemorrhoids	→	buasir
hair	→	rambut
hand washing	→	cuci tangan
hand	→	tangan
haunch	→	pangkal paha
head	→	kepala
headache	→	sakit kepala
headache, dizzy	→	pening kepala
health inspector	→	inspector kesihatan
hearing	→	dengar
heart burn	→	rasa pedih hulu hati
heart	→	hati
heart	→	jantung
help	→	bantu
high school	→	sekolah tinggi
high	→	tinggi
highway	→	lebuh raya

hinge, joint	→	sendi
hip bone	→	tulang pinggul
hip	→	pinggul
history	→	sejarah
hot	→	panas
hungry	→	lapar
ill	→	sakit
immigrants	→	pendatang
immunisation	→	immunisasi
inauguration	→	pelantikan
index finger	→	jari telunjuk
infection	→	jangkitan
inflammation	→	radang
injection	→	suntik
intersection	→	persimpangan
interview	→	temuduga
intestine	→	usus
isolated	→	terkucil
itch	→	gatal
jaundice	→	sakit kuning
jaw	→	rahang
just so so	→	hanya jadi begitu
kidney	→	buah pinggang
knee	→	lutut
knowledge	→	pengetahuan
lab result	→	laporan makmal
lab technician	→	juruteknik makmal
language	→	bahasa
large intestine	→	usus besar
laundry	→	dobi

lesson	→	lessen
lethargic	→	lesu
lie down	→	baring
lifestyle	→	gaya hidup
ligament	→	ligamen
lips	→	bibir
locals	→	penduduk tempatan
long	→	panjang
lorry	→	lori
low	→	rendah
lungs	→	paru-paru
machine	→	mesin
male	→	laki, lelaki
marriage	→	kawin
meat	→	daging
medicine	→	ubat, dadah
menstruation	→	dating haid
midwifery	→	perbidanan
money	→	wang
monthly	→	bulanan
mood	→	suasana hati
morning time	→	waktu pagi
mountain	→	gunung
mouth	→	mulut
move	→	pindah, gerak
muscle	→	otot
nail	→	kuku
native	→	asli
nausea	→	mual, rasa loya
neck	→	leher

needle	→	jarum
night time	→	waktu malam
night urination	→	kencing malam
noisy	→	bising
nose drops	→	obat hidung
nose	→	hidung
not feeling well	→	rasa tidak selesa
numb	→	kebas
nurse	→	jururawat
obstetrics	→	sakit puan
obstruction	→	halangan
old	→	tua
on-going, advanced	→	lanjutan
operation	→	bedah
origin	→	asal
paper	→	kertas
paralised	→	lumpuh
pass	→	lulus
patient	→	pesakit
penis	→	zakar
permission	→	permisi
person	→	orang
pessary	→	pesari
pharmacist	→	ahli farmasi
pharmacy	→	farmasi
pin	→	pin
pinky, small finger	→	jari kecil
pointing finger	→	jari menunjuk
porridge	→	bubur
power, energy	→	tenaga

pregnant	→	hamil
prescription	→	preskripsi
pressure	→	tekanan
pubic hair	→	rambut kemaluan
public	→	swasta
pulsating	→	berdenjut
pulse`	→	nadi
pus	→	nanah
rash	→	ruam
registration	→	registrasi
regurgitation	→	regurgitasi
related	→	berkaitan
relieve	→	melegakan
religion	→	agama
replacement	→	penggantian
rest	→	rehat
restlessness	→	keresahan
rice	→	nasi
rich	→	kaja
ring	→	cincin
river	→	sungai
road	→	jalan
rousing	→	meriah
run	→	lari
sad	→	sedih
saliva	→	air liur
satisfied	→	berpuas hati
scalp	→	kulit kepala
scalpel	→	pisau bedah
schedule	→	jadual

scissors	→	gunting
scream	→	jerit
second time	→	kedua kali
see	→	lihat
segment, digit	→	ruas
severe	→	parah
sewing	→	jahitan
sex	→	hubungan kelamin
shit, faeces, stool	→	berak
shivering	→	menggigil
shopping	→	perbelanjaan
short of breath	→	sesak nafas
short	→	pendek
shoulder	→	bahu
sitting	→	duduk
size	→	saiz
skin	→	kulit
sleeping	→	tidur
small intestine	→	usus kecil
smelly	→	bau
smoking	→	mengisap rokok
snoring	→	berdengkur
social work	→	kerja sosial
specialist	→	pakar
spectacles	→	cermin mata
spectacles	→	kaca mata
spleen	→	limpa
sputum	→	kahak
stabbing	→	menikam
standing	→	berdiri

sterile	→	steril
stomach	→	perut
stool, shit, faeces	→	najis, tahi, berak
straight	→	lurus
strain	→	terikan
student	→	pelajar
subcutaneous	→	subkutaneus
suffix	→	akhiran
Sunday	→	minggu
support	→	sokongan
suppository	→	supositori
surgery	→	bedah, operasi
swallowing	→	telan
sweat	→	peluh
swollen	→	bengkak
talking	→	bicara
taste	→	rasa
taxi	→	teksi
technician	→	juruteknik
temperature	→	suhu
thigh	→	paha
thirsty	→	rasa haus
throat	→	tekak, tengkorok
throbbing, fluttering	→	berdebar-debar
thumb	→	ibu jari
time	→	masa
tired	→	letih
to follow	→	berikut
tobacco	→	tembakau
toilet, washroom	→	tandas

tone	→	nada
tongue	→	lidah
tooth	→	gigi
traffic light	→	lampu isyarat
train	→	kerata api
translation	→	terjemahan
translator	→	jurubahasa
travel	→	perjalanan
treatment	→	rawatan
trembling	→	menggeletar
truth	→	kebenaran
umbilical cord	→	tali pusat
umbilicus	→	pusat
underwear	→	seluar dalam
urinate	→	berkencing
urine test	→	ujian air kencing
urine	→	air kencing
uterus	→	rahim
vagina	→	faraj
vegetables	→	sayur-sayuran
village	→	kampung
visit	→	lawat
vomitus	→	muntah
waist	→	pinggang
wake-up	→	bangun tidur
ward	→	wad
washing	→	cuci
work	→	perkerjaan
wrist	→	pergelangan tangan
yellow bin	→	bin kuning

History taking

acute	→	akut
chronic	→	kronik
pain	→	sakit
faint	→	pengsan
location	→	lokasi
radiation	→	radiasi
fever	→	demam
chills	→	seram sejuk
mild	→	ringan
moderate	→	sederhana
severe	→	teruk
rebound	→	pulih
sharp	→	tajam
dull	→	membosankan
aching	→	sakit
gnawing	→	menggigit
cutting	→	memotong
rubbing	→	menggosok
pinching	→	mencubit
burning	→	membakar
stabbing	→	menikam
numbness	→	kebas
tingling	→	kesemutan
pins and needles	→	pin dan jarum
breathing	→	bernafas

Location and Timing

front	→	hadapan, di muka
back	→	di belakang
side	→	di sebelah, di samping
both sides	→	kedua pihak
upper	→	atas
middle	→	tengah
lower	→	bawah, lebih rendah
around	→	sekitar
in the morning	→	pada waktu pagi
in the afternoon	→	pada sebelah petang
in the evening	→	pada waktu malam
when asleep	→	apabila tidur
when awake	→	apabila terjaga, bangun
before meals	→	sebelum makan
during meals	→	semasa makan
after meals	→	selepas makan
any time	→	bila-bila masa
during quiet time	→	dalam masa tenang
during activity	→	semasa aktiviti
first time	→	kali pertama
second time	→	kali kedua
all the time	→	sepanjang masa

Actions

sitting	→ duduk
standing	→ berdiri
lying	→ berbaring
resting	→ berehat
active	→ aktif
passive	→ pasif
working	→ bekerja
gardening	→ berkebun
pulling weeds	→ menarik rumpai
shoveling	→ menyodok
smoking	→ merokok
drinking	→ berminum
sleeping	→ tidur
awake	→ berjaga, bangun
snoring	→ berdengkur
sneezing	→ bersin
coughing	→ batuk
bending	→ lenturan
stooping	→ membongkok
squatting	→ mencangkung
lifting	→ mengangkat
pulling	→ menarik
doing nothing	→ tak melakukan apa apa

Chapter 2

	Page
Body parts – Front	24
Body parts – Back	25
Male internal body parts	26
Female internal body parts	27

Body parts – **Front**

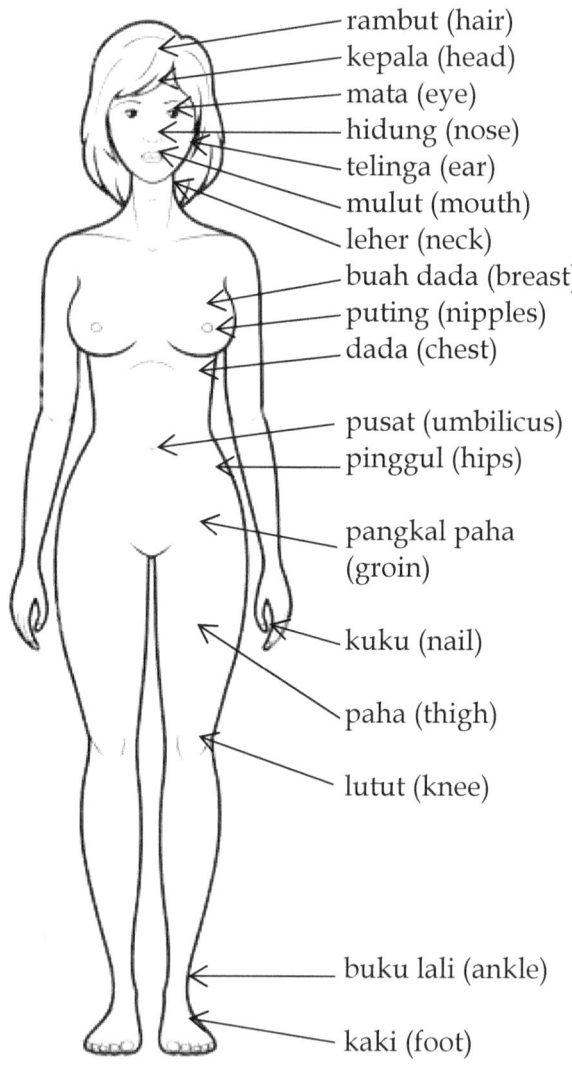

Body parts – **Back**

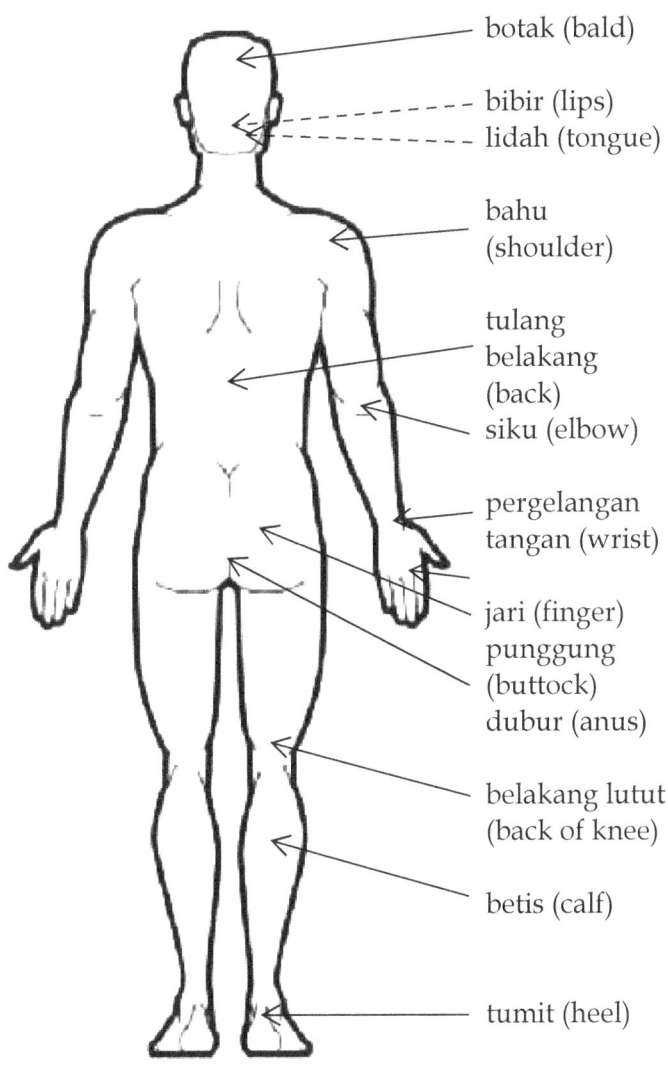

Male internal body parts

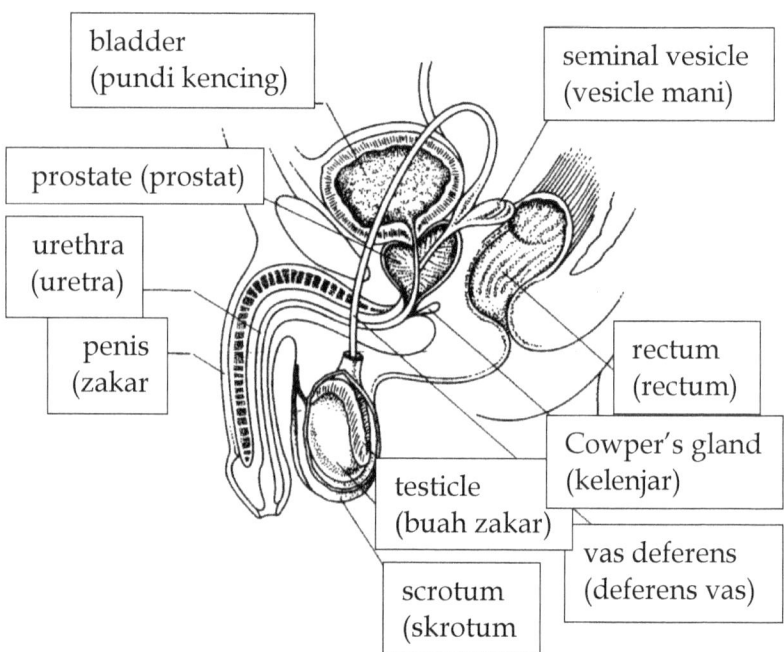

Female internal body parts

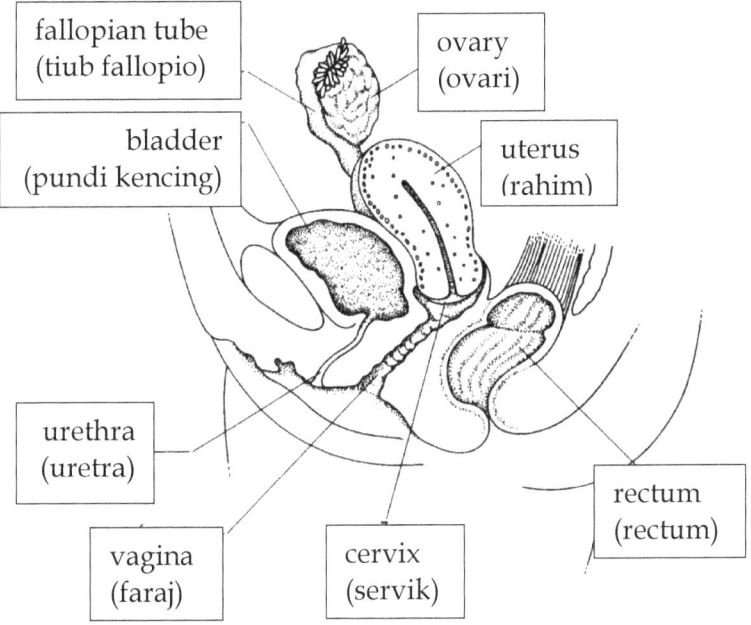

Chapter 3

Malay to English medical translation

agama	→	religion
agensi	→	agency
ahli farmasi	→	pharmacist
air kencing	→	urine
air liur	→	saliva
akhiran	→	suffix
akut	→	acute
alahan	→	allergy
alam sekitar	→	environment
alkohol, arak	→	alcohol
asal	→	origin
asli	→	native
autism	→	autism
auto	→	car
awam	→	public
badan	→	body
bahasa	→	language
bahu	→	shoulder
bakar	→	burn
bangun tidur	→	wake-up
bangunan	→	building
bantu	→	help
bantuan, tolong	→	help
barah	→	cancer, malignancy, boil
baring	→	lie down
batuk	→	cough
bau	→	smelly
bayaran	→	payment
bedah, operasi	→	surgery, operation

belakang	→	back
bengkak	→	swollen
berak	→	shit, faeces, stool
berat badan	→	body weight
berdarah	→	bleeding
berdebar-debar	→	throbbing, fluttering
berdengkur	→	snoring
berdenjut	→	pulsating
berdiri	→	standing
berikut	→	to follow
berkaitan	→	related
berkencing	→	urinate
berpuas hati	→	satisfied
bersih	→	clean
berubah	→	change
betis	→	calf
bibir	→	lips
bicara	→	talking
bin kuning	→	yellow bin
bisiklet	→	bicycle
bising	→	noisy
bola mata	→	eye ball
botak	→	bald
buah dada, payudara	→	breast
buah pinggang	→	kidney
buasir	→	haemorrhoids
bubur	→	porridge
buku lali	→	ankle
bulanan	→	monthly
cabaran	→	challenges

cacar air	→	chicken pox
cekap	→	efficiently
cekik	→	choke
cermin mata	→	spectacles
cincin	→	ring
cirit-birit	→	diarrhoea
cuci tangan	→	hand washing
cuci	→	washing
dada	→	breast
dadah, ubat	→	medicine
daging	→	meat
darah	→	blood
datang haid	→	menstruation
demam	→	fever
dengar	→	hearing
dingin	→	cold
diskusi	→	discussion
dobi	→	laundry
doktor	→	doctor
dubur	→	anus
duduk	→	sitting
emosi	→	emotion
faraj	→	vagina
farmasi	→	pharmacy
fleksibel	→	flexible
gangguan	→	disruption
gatal	→	itch
gaya hidup	→	lifestyle
gemuk	→	fat
gigi palsu	→	false teeth

gigi	→	tooth
gunting	→	scissors
gunung	→	mountain
gusi	→	gum
halangan	→	obstruction
hamil	→	pregnant
hanya jadi begitu	→	just so so
hari-harian	→	daily
hati	→	heart
hempedu	→	bile
hidung	→	nose
hubungan kelamin	→	sex
ibu jari	→	thumb
imunisasi	→	immunisation
inspektor kesihatan	→	health inspector
jadual	→	schedule
jahitan	→	sewing
jalan	→	road
jangkitan	→	infection
jantung	→	heart
jarak jauh	→	far away
jarak pendek	→	close by
jari kecil	→	pinky, small finger
jari menunjuk	→	pointing finger
jari telunjuk	→	index finger
jari	→	finger
jarum	→	needle
jatuh	→	fall
jerit	→	scream
jurubahasa	→	translator

jururawat	→	nurse
juruteknik makmal	→	lab technician
juruteknik	→	technician
kaca mata	→	spectacles
kahak	→	sputum
kaja	→	rich
kaki	→	foot
kampung	→	village
kanak-kanak	→	children
kaunseling	→	counselling
kawin	→	marriage
kebas	→	numb
kebenaran	→	truth
kecacatan	→	disability
kedai ubat	→	pharmacy
kedua kali	→	second time
kekerapan	→	frequency
kelopak mata	→	eye lids
keluarga	→	family
kemalangan	→	accident
kemurungan	→	depression
kencing malam	→	night urination
kening	→	eyebrow
kentut	→	fart, pass gas
kepala	→	head
keresahan	→	restlessness
kereta api	→	train
kerja sosial	→	social work
kertas	→	paper
ketiak	→	axilla

ketumbuhan	→	growth
ketumbuhan, benjol	→	growth
klamp	→	clamp
klinik	→	clinic
kolege	→	college
komen	→	comments
kosong	→	empty
kota	→	city
kronik	→	chronic
kuku	→	nail
kulit kepala	→	scalp
kulit	→	skin
kuman	→	bacteria
kumpulan	→	gathering
laki, lelaki	→	male
lampu isyarat	→	traffic light
lanjutan	→	on-going, advanced
lapar	→	hungry
laporan makmal	→	lab result
lari	→	run
lawat	→	visit
lebam	→	bruise
lebuh raya	→	high way
leher	→	neck
lelehan	→	effusion
lessen	→	lesson
lesu	→	lethargic
letih	→	tired
lidah	→	tongue
ligamen	→	ligament

lihat	→	see
limpa	→	spleen
lori	→	lorry
lulus	→	pass
lumpuh	→	paralised
lurus	→	straight
lutut	→	knee
makan	→	eat
makanan seharian	→	daily food
marah	→	angry
masa	→	time
mata palsu	→	false eye ball
mata	→	eye
melegakan	→	relieve
meleleh air liur	→	drooling
membosankan	→	dull, boring
menangis	→	crying
menggeletar	→	trembling
menggigil	→	shivering
mengisap rokok	→	smoking
menikam	→	stabbing
menular	→	change
meriah	→	rousing
mesin	→	machine
minggu	→	sunday
minum	→	drink
miskin	→	poor
mual, rasa loya	→	nausea
muka	→	face
mulut	→	mouth

muntah	→	vomitus
nada	→	tone
nadi	→	pulse
nafas	→	breath
najis, tahi, berak	→	stool, shit, faeces
nanah	→	pus
nasi	→	rice
obat batuk	→	cough syrup
obat hidung	→	nose drops
obat obat	→	medicines
orang asing	→	foreigner
orang asli	→	native
orang tua	→	elderly
orang	→	person
otak	→	brain
otot	→	muscle
paha	→	thigh
pakaian	→	clothing
pakar	→	specialist
panas	→	hot
panggil	→	call
pangkal paha	→	haunch
panjang	→	long
parah	→	severe
paru-paru	→	lungs
patah	→	broken, fracture
pekerjaan	→	work
pelajar	→	student
pelantikan	→	inauguration
peluh	→	sweat

pemerintah	→	government
pencegah kehamilan	→	birth control pill
pendapatan	→	earnings
pendatang	→	immigrants
pendek	→	short
pendidikan	→	education
penduduk tempatan	→	locals
pengetahuan	→	knowledge
penggantian	→	replacement
penggodaman	→	hacking
penghadaman	→	digestion
pengsan	→	faint
pening kepala	→	headache, dizzy
penterjemah	→	translator
penuh	→	full
perbelanjaan	→	shopping
perbidanan	→	midwifery
percaya	→	belief
pergelangan tangan	→	wrist
perjalanan	→	travel
permisi	→	permission
permulaan	→	beginning
persimpangan	→	intersection
pertama kali	→	first time
perut	→	stomach
pesakit	→	patient
pesari	→	pessary
pin	→	pin
pindah, gerak	→	move
pinggang	→	waist

pinggul	→	hip
pipi	→	cheek
pisau bedah	→	scalpel
pitam	→	apoplexy
preskripsi	→	prescription
puan, Wanita	→	female
puasa	→	fasting
purata	→	average
pusat	→	umbilicus
radang	→	inflammation
rahang	→	jaw
rahim	→	uterus
rambut kemaluan	→	pubic hair
rambut	→	hair
rasa haus	→	thirsty
rasa keliru	→	confused
rasa pedih hulu hati	→	heart burn
rasa tidak selesa	→	not feeling well
rasa	→	taste
rawatan	→	treatment
registrasi	→	registration
regurgitasi	→	regurgitation
rehat	→	rest
rendah	→	low
rokok	→	cigarettes
ruam	→	rash
ruas	→	segment, digit
saiz	→	size
sakit kencing manis	→	diabetes mellitus
sakit kepala	→	headache

sakit kuning	→	jaundice
sakit puan	→	obstetrics
sakit	→	ill
sampah	→	garbage
sawan	→	fits, seizures
sayur-sayuran	→	vegetables
sebelah	→	beside
sedih	→	sad
sejarah	→	history
sejuk	→	cool
sekolah tinggi	→	high school
selera makan	→	appetite
seluar dalam	→	underwear
sembelit	→	constipation
senaman	→	exercises
sendi	→	hinge, joint
sesak nafas	→	short of breath
seterusnya	→	continuation
siku	→	elbow
sisa bakul kertas	→	garbage can
sokongan	→	support
steril	→	sterile
suasana hati	→	mood
subkutaneus	→	subcutaneous
suhu	→	temperature
sulit	→	confidential
sungai	→	river
suntik	→	injection
supositori	→	suppository
susah, sukar	→	difficult

swasta	→	public
takut	→	afraid
tali pusat	→	umbilical cord
tandas, WC	→	toilet, washroom
tangan	→	hand
tekak, tengkorok	→	throat
tekanan	→	pressure
teksi	→	taxi
telan	→	swallowing
telinga	→	ear
tembakau	→	tobacco
temuduga	→	interview
tenaga	→	power, energy
tenang	→	calm
terikan	→	strain
terjemahan	→	translation
terkucil	→	isolated
tidak upaya	→	do not attempt
tidur	→	sleeping
tinggi	→	high
titis mata	→	eye drops
tua	→	old
tulang belakang	→	back bone
tulang pinggul	→	hip bone
tulang	→	bone
tumpuan	→	concentration
ubat telinga	→	ear drops
ubat	→	medicine
ujian air kencing	→	urine test
ujian darah	→	blood test

usus besar	→	large intestine
usus kecil	→	small intestine
usus	→	intestine
wad	→	ward
waktu malam	→	night time
waktu pagi	→	morning time
waktu petang	→	afternoon
waktu senja	→	dusk
waktu siang	→	daytime
wang	→	money
warna	→	colour
zakar	→	penis
zat makanan	→	food substances

Mengambil Sejarah

akut	→	acute
kronik	→	chronic
sakit	→	pain
pengsan	→	faint
lokasi	→	location
radiasi	→	radiation
demam	→	fever
seram sejuk	→	chills
ringan	→	mild
sederhana	→	moderate
teruk	→	severe
pulih	→	rebound
tajam	→	sharp
membosankan	→	dull
sakit	→	aching
menggitit	→	gnawing
memotong	→	cutting
menggosok	→	rubbing
mencubit	→	pinching
membakar	→	burning
menikam	→	stabbing
kebas	→	numbness
kesemutan	→	tingling
pin dan jarum	→	pins and needles
bernafas	→	breathing

Lokasi dan Masa

hadapan, di muka	→	front
di belakang	→	back
di samping, di sebelah	→	side
kedua pihak	→	both sides
atas	→	upper
tengah	→	middle
bawah	→	lower
sekitar	→	around
pada waktu pagi	→	in the morning
pada sebelah petang	→	in the afternoon
pada waktu malam	→	in the evening
apabila tidur	→	when asleep
apabila terjaga, bangun	→	when awake
sebelum makan	→	before meals
semasa makan	→	during meals
selepas makan	→	after meals
bila-bila masa	→	any time
dalam masa tenang	→	during quiet time
Semasa aktiviti	→	during activity
kali pertama	→	first time
kali kedua	→	second time
sepanjang masa	→	all the time

Tindakan

duduk	→	sitting
berdiri	→	standing
berbaring	→	lying
berehat	→	resting
aktif	→	active
pasif	→	passive
bekerja	→	working
berkebun	→	gardening
menarik rumput	→	pulling weeds
menyodok	→	shoveling
merokok	→	smoking
berminum	→	drinking
tidur	→	sleeping
bangun, berjaga	→	awake
berdengkur	→	snoring
bersin	→	sneezing
batuk	→	coughing
lenturan	→	bending
membongkok	→	stooping
mencangkung	→	squatting
mengangkat	→	lifting
menarik	→	pulling
tak melakukan apa apa	→	doing nothing

ABOUT THE AUTHOR

Dr. Robert Chen is an Associate Professor, experienced medical doctor and author. He was born in Medan, Indonesia when at age 17, his family ran away to Canada when the communist party killed many of the Chinese.

He graduated from medical school at the University of Alberta, Edmonton, Canada. He practiced medicine in Canada for 25 years mainly in rural and remote communities in the far North and coastal British Columbia area prior to volunteering in India and Thailand.

While in Malaysia, he has taught for three years at the National University of Malaysia (Universiti Kebangsaan Malaysia), then three years at Jeffrey Cheah School of Medicine and Health Sciences at Sunway, and now teaches at the Universiti Tunku Abdul Rahman (UTAR) in Kuala Lumpur, Malaysia for the last seven years.

He has taught undergraduate medical students in his private medical clinic, has taught undergraduate medical students, nursing post-graduate students in Family Medicine, in the Nurse Practitioner program and now teaches the year-4 medical students at UTAR on various subjects such as HIV/AIDS, Transgenders, Palliative Care, Geriatrics, Disabled adults and children, and Family Medicine.

www.ingramcontent.com/pod-product-compliance
Lightning Source LLC
Chambersburg PA
CBHW070228210526
45169CB00023B/1292